TRAITEMENT LOCAL

DE LA

PHTISIE LARYNGÉE

PAR

M. le Dʳ GOUGUENHEIM

Médecin de l'hôpital Lariboisière

PARIS

IMPRIMERIE DE M. DÉCEMBRE

326, RUE DE VAUGIRARD, 326

—

1886

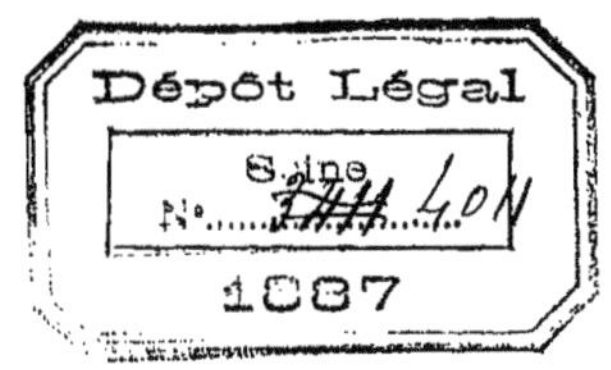

TRAITEMENT LOCAL

DE LA

PHTISIE LARYNGÉE

TRAITEMENT LOCAL

DE LA

PHTISIE LARYNGÉE

PAR

M. le Dr GOUGUENHEIM

Médecin de l'hôpital Lariboisière

PARIS

IMPRIMERIE DE M. DÉCEMBRE

326, RUE DE VAUGIRARD, 326

1886

Traitement local de la phtisie laryngée.

par le Dr GOUGUENHEIM

Médecin de l'hôpital Lariboisière.

La phtisie laryngée est susceptible d'amélioration et même de guérison; ce fait que Krishaber avait nié au Congrès des laryngologistes de Milan et au Congrès international de Londres, en 1880 et en 1881, malgré des protestations, on peut le dire, presque unanimes, est admis aujourd'hui sans la moindre difficulté; cette guérison, comme celle de la phtisie pulmonaire, peut être spontanée, ou bien elle peut être l'œuvre de l'art, soit par la médication interne, soit par la médication externe, ou plutôt de toutes les deux. Nous n'avons pas à nous occuper dans cette revue de la méd·ra·ion interne, nous n'étudierons que la thérapeutique locale ou endo-laryngienne. C'est peut-être une grande naïveté de notre part d'aborder actuellement ce côté de la thérapeutique, en présence des merveilles produites par la médication gazeuse du Dr Bergeon et les injections sous-cutanées de tous les médicaments plus ou moins balsamiques, il eût pu être plus opportun d'en attendre les résultats, les études sur ce point étant engagées dans les diverses parties du monde. Malgré cela, je n'hésite pas à écrire ces quelques pages, je crois fermement que, quelque éclatants que puissent être les progrès de la médication interne, ils seront facilités par la thérapeutique locale, qui a fait ses preuves ; il suffit pour se convaincre de cette affirmation d'être au courant de la littérature sur la thérapeutique de la phtisie laryngée.

Il y a, du reste, des indications que la médication interne, même la plus merveilleuse ne suffirait pas à remplir. La douleur ne saurait être calmée par ce procédé seul, les ulcérations seront taries bien plus facilement, si l'on a recours aux topiques appropriés ; quant à l'infiltration tuberculeuse, sans ulcérations, je puis affirmer que ce ne serait qu'avec la plus grande difficulté que la médication générale pourrait diminuer ces épaississements constitués par un tissu dur et lardacé. Je pourrais aussi parler des indications nécessitées par la présence des végétations d'un volume anormal ou par des sténoses glottiques, menaçant la vie du malade. L'intervention du laryngoscopiste n'est donc pas près d'être inutile dans le traitement de la phtisie laryngée.

La douleur et *la dysphagie* ne sont pas rares dans le cours de cette affection. Pendant longtemps l'art a été presque désarmé contre ce pénible symptôme ; quel est le médecin qui n'a pas assisté, presque impuissant à ces crises douloureuses qui font redouter au malade tout mouvement de déglutition ? Nous sommes heureusement en possession d'un médicament qui nous permet de calmer ces souffrances, presque sans exception, la cocaïne, et surtout un de ses sels, le chlorhydrate de cocaïne, plus facile à manier, en raison de sa solubilité dans l'eau. Suivant les cas ou l'intensité du mal, les solutions employées seront plus ou moins fortes ; voici la dose avec l'emploi :

1º Chlorhydrate de cocaïne.......	o gr. 25 centig.	
Eau distillée.................	5 gr.	
2º Chlorhydrate de cocaïne.......	o gr. 5o centig.	
Eau distillée.................	5 gr.	
3º Chlorhydrate de cocaïne.......	1 gr.	
Eau distillée.................	5 gr.	

La deuxième solution sera le plus souvent suffisante.

Je ne conseille pas de pratiquer les pansements,

comme on le fait souvent, sans l'aide du miroir laryngoscopique, car le siège de la douleur est quelquefois limité à une région très restreinte et dissimulée par l'épiglotte, la région aryténoïdienne. Il est inutile de disséminer l'action de la cocaïne, il est avantageux de ne la porter que sur la partie dont l'altération cause la dysphagie. Aussi je recommanderai de ne pas avoir recours aux pulvérisations d'une solution de chlorhydrate de cocaïne, cette pratique n'est pas dépourvue d'inconvénients; par l'insensibilisation qu'elle développe sur toutes les parties de la muqueuse buccopharyngienne, elle anéantit l'appétit, et si le malade échappe à la douleur, il n'échappe pas à l'inanition et à ses conséquences très rapides en raison de l'état cachectique des sujets.

On peut, pour porter la cocaïne, se servir soit de pinceaux, soit de l'éponge, soit de l'ouate hydrophyle. Je préfère le pansement pratiqué avec l'éponge ou l'ouate au pinceau. Quelque précaution qu'on puisse prendre avec ce dernier mode de pansement, il vaudra toujours mieux se servir d'un appareil que l'on changera après chaque pansement. Si l'on emploie le pinceau on devra avoir soin de le plonger immédiatement dans l'eau, puis dans une solution légère de permanganate de potasse.

Le pansement ne devra pas, pour agir, être fait trop précipitamment, l'action serait insuffisante; si le malade ne pouvait subir cette application au début, il serait bon de la recommencer une ou deux fois consécutives. Au bout de plusieurs pansements la tolérance serait établie.

Il ne sera pas toujours nécessaire de continuer longtemps cette application de la cocaïne, l'expérience m'a démontré qu'au bout de quelques séances, l'effet sédatif persiste, bien que la lésion ne soit pas modifiée; quant au nombre de pansements journaliers, il dépendra de l'intensité de la souffrance, deux suffisent le plus souvent, au début. Quand la douleur a disparu on peut s'occuper du traitement des ulcérations et des infiltrations.

Les ulcérations tuberculeuses du larynx peuvent être amendées assez facilement, mais à condition que les lésions pulmonaires ne soient pas trop étendues et que l'expectoration ne soit pas très abondante. Les médicaments qui nous paraissent être les plus appropriés à ce but sont l'iodoforme et l'acide lactique. L'iodoforme modifie de la façon la plus incontestable les ulcérations tuberculeuses ; les observations de guérison des ulcérations tuberculeuses de la langue, du voile du palais et du pharynx sont assez nombreuses, et cette guérison ne se fait pas trop longtemps attendre. Ce médicament n'a contre son emploi que son odeur que l'on masque difficilement, mais cet inconvénient a bien peu d'importance, dans le cas particulier, en raison de la gravité de l'état du malade. Je l'ai bien souvent employé et je n'ai jamais rencontré jusqu'ici de répugnance insurmontable. L'iodoforme est difficile à manier en solution, il est insoluble dans l'eau, l'alcool, et ne se dissout que dans l'éther. L'éthérolé d'iodoforme est d'un emploi inutile, on aurait à peine eu le temps de porter le pansement que l'éther serait évaporé et l'iodoforme déposé sur le pinceau ou l'éponge.

Il n'y a donc, à mon avis, que deux manières d'appliquer le médicament : l'insufflation au moyen d'un appareil spécial, ou le transport direct avec un appareil de pansement. J'emploie les deux procédés. L'insufflateur est commode, mais cet appareil a un inconvénient, tout au moins dans les cliniques ; il est nécessaire de l'introduire à l'entrée du larynx pour projeter la poudre avec certitude dans l'intérieur de l'organe, et il est difficile que l'appareil ne soit pas souillé par ces passages continuels ; il n'est pas très commode de le nettoyer chaque fois, cette pratique pouvant, en introduisant du liquide dans l'intérieur du conduit, gêner au bout d'un certain nombre de fois la projection de la poudre médicamenteuse. Je préfère à l'insufflateur le porte-éponge, et voici comment j'opère : je trempe l'éponge dans l'eau et, quand elle est bien imprégnée, je la plonge dans la poudre d'iodoforme qui adhère très suffisamment, puis je pratique le pansement, l'iodoforme se dépose très facilement sur les ulcérations.

En raison de l'odeur de ce médicament, je me propose d'essayer ultérieurement l'iodol dont l'action, prétend-on, est analogue à celle de l'iodoforme et qui a sur ce dernier l'avantage d'être dépourvu de toute odeur.

Depuis les recherches de Krause, de Berlin, et de Hering, de Varsovie, j'ai employé l'acide lactique, qui m'a paru plus efficace que l'iodoforme. Ce médicament aurait, pour les auteurs que je viens de citer, l'avantage de ne porter son action que sur les parties ulcérées et d'épargner le tissu normal voisin, contrairement à la plupart des caustiques, qui ont l'inconvénient d'agir sur les parties saines ou malades. J'emploie deux solutions d'acide lactique, dont voici les formules :

1o Acide lactique	25 gr.
Eau	50 gr.
2o Acide lactique	40 gr.
Eau	50 gr.

La première solution est généralement très bien supportée, la seconde solution est très forte, il ne faut y avoir recours que lorsque le malade est très habitué à l'action du médicament, car elle peut provoquer des accès de suffocation. L'acide lactique déterge assez rapidement les ulcérations, et au bout de quelques pansements, le gonflement avoisinant diminue sensiblement.

J'ai dit que je préférais, comme porte-caustique, les porte-éponge ou porte-ouate, ces divers appareils ne servent ; en effet qu'une seule fois et en les employant, on à est l'abri des craintes d'un nettoyage insuffisant.

Au début, l'application du médicament doit être faite assez rapidement, car il faut éviter l'apparition du spasme qui peut être, chez quelques sujets, assez inquiétant ; mais quand le malade a acquis de la tolérance, cette simple application ne suffirait pas, on doit alors frictionner la muqueuse avec beaucoup d'énergie, du reste le mode de pansement finit par être toléré avec une singulière facilité. Si, par hasard, la sensibilité était trop vive, on pourrait faire précéder le pansement d'une application de chlorhydrate de cocaïne au 1/10ᵉ

Ces pansements doivent être pratiqués pendant un temps très long et qu'il est difficile de préciser, car il varie suivant chaque cas.

Quand les ulcérations reposent sur une base épaisse et dure, comme c'est souvent le cas, et quand on n'observe qu'une infiltration de cette nature sans ulcérations appréciables, le traitement que je viens d'exposer ne suffirait plus, c'est dans l'intimité du tissu malade qu'il faut alors porter le médicament, et pour cela il est nécessaire de faire précéder les pansements de scarifications assez profondes. Les scarifications devront être faites un certain nombre de fois, car il sera difficile de les faire assez nombreuses et assez rapprochées dans une seule séance ; avant de commencer l'application du médicament, on devra laisser reposer le malade jusqu'à ce que l'écoulement du sang cesse, cet écoulement, du reste, n'est pas très abondant. Il n'est pas très rare, au bout d'un certain nombre de pansements, d'observer une diminution notable de l'épaississement. C'est, du reste, ce que j'ai pu voir récemment chez un tuberculeux que je fus obligé de trachéotomiser et chez lequel, quelque temps après cette opération, je pus pratiquer aisément ces petites manipulations. Dans ces cas, il faudra aussi frictionner la muqueuse avec énergie pour faire entrer le médicament dans l'intérieur de l'infiltration, au reste, cette manière de pratiquer les pansements intra-laryngiens est absolument indispensable, car le traitement serait inefficace, sans cette précaution.

Ces frictions agissent certainement autant que le médicament employé, elles doivent exercer à la surface des tissus malades, une action qui se rapproche singulièrement du grattage employé par les chirurgiens dans le traitement des abcès tuberculeux de la peau et des os. C'est probablement ce qui explique les succès qu'ont donnés d'autres médicaments dans le traitement des ulcères tuberculeux du larynx, succès qui ont peut-être été plutôt l'œuvre des frictions répétées que de l'action médicamenteuse.

Dans un article ultérieur, nous étudierons le traitement des végétations et les indications de la trachéotomie dans la phtisie laryngée.

Paris, typ. de M. Décembre, 326, rue de Vaugirard.